BEI GRIN MACHT SICH IHR WISSEN BEZAHLT

AF167171

- Wir veröffentlichen Ihre Hausarbeit,
  Bachelor- und Masterarbeit

- Ihr eigenes eBook und Buch -
  weltweit in allen wichtigen Shops

- Verdienen Sie an jedem Verkauf

Jetzt bei www.GRIN.com hochladen
und kostenlos publizieren

GRIN

Ernährung von Schulkindern und der Einfluss von Marketingmaßnahmen

Ein Vergleich der Ernährungssituation mit D-A-CH-Referenzwerten

Sabine Kalweit

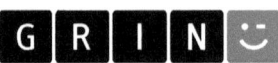

Bibliografische Information der Deutschen Nationalbibliothek:

Die Deutsche Nationalbibliothek verzeichnet diese Publikation in der Deutschen Nationalbibliografie; detaillierte bibliografische Daten sind im Internet über http://dnb.d-nb.de abrufbar.

ISBN: 9783346307262
Dieses Buch ist auch als E-Book erhältlich.

Druck und Bindung: Books on Demand GmbH, Norderstedt Germany
Gedruckt auf säurefreiem Papier aus verantwortungsvollen Quellen

Das vorliegende Werk wurde sorgfältig erarbeitet. Dennoch übernehmen Autoren und Verlag für die Richtigkeit von Angaben, Hinweisen, Links und Ratschlägen sowie eventuelle Druckfehler keine Haftung.

Das Buch bei GRIN: https://www.grin.com/document/958908

Bachelor of Science (B.Sc.) Ernährungswissenschaften

Hausarbeit im Modul Angewandte Ernährungslehre

Ernährung von Schulkindern

Verfasserin:	Sabine Kalweit
Eingereicht am:	03.08.2020

Inhaltsverzeichnis

Abbildungsverzeichnis

Tabellenverzeichnis

Abkürzungsverzeichnis

AG	Altersgruppe
D-A-CH	Deutschland-Österreich-Schweiz
DANK	Deutsche Allianz Nichtübertragbare Krankheiten
DGE	Deutsche Gesellschaft für Ernährung e.V.
EFSA	Europäischen Behörde für Lebensmittelsicherheit
EsKiMo	Ernährungsstudie als KiGGS-Modul
FKE	bis 2007: Forschungsinstitut für Kinderernährung Dortmund
	Ab 2007: Forschungsdepartement für Kinderernährung der Universitätskinderklinik Bochum
KiGGS	Studie zur Gesundheit von Kindern und Jugendlichen in Deutschland
MRI	Max Rubner-Institut
MUFA	Monounsaturated fatty acids (mehrfach ungesättigte Fettsäuren)
NCD	Noncommunicable diseases (=nichtübertragbare Krankheiten)
ÖGE	Österreichische Gesellschaft für Ernährung
PAL	Physical Activity Level
PUFA	Polyunsaturated fatty acids (mehrfach ungesättigte Fettsäuren)
SFA	Saturated fatty acids (gesättigte Fettsäuren)
SGE	Schweizerische Gesellschaft für Ernährung
WHO	World Health Organization

1 Einleitung

Schlechte Ernährungsgewohnheiten können neben direkten Folgen wie Übergewicht und Fettleibigkeit zu weiteren Erkrankungen führen. Laut Untersuchungen des WHO (World Health Organization) Regionalbüros für Europa ist die Wahrscheinlichkeit hoch, dass übergewichtige Kinder dies auch im Erwachsenenalter bleiben und einem hohen Risiko ausgesetzt sind, an sogenannten NCDs (noncommunicable diseases=nichtübertragbare Krankheiten) zu erkranken. Hierzu zählen u.a. Übergewicht, Adipositas, Diabetes, Mangel- und/oder Unterernährung sowie Herz- und Kreislauferkrankungen. Diese stuft die WHO als globale Bedrohung der nächsten Jahrzehnte ein, obwohl die Ursachen vor allem durch gesunde Ernährung und Lebensweise zu beheben wären. Die WHO bemängelte bereits im Jahr 2007, dass dem Thema Übergewicht im Kindesalter zu wenig Bedeutung beigemessen wird. (Vgl. Branca/Nikogosian/Lobstein 2007, S. XIII)

Gesunde Ernährung im Kindesalter ist ein wichtiger Baustein zur Prävention dieser Erkrankungen. Ziel dieser Arbeit ist es daher, die Ernährungssituation deutscher Schulkinder zu analysieren und mit den D-A-CH-Referenzwerten für die Nährstoffzufuhr zu vergleichen. Es soll herausgefunden werden, ob die aktuelle Ernährung deutscher Schulkinder geeignet ist, sie vor ernährungsbedingten Erkrankungen zu schützen. Dabei werden kritische Nährstoffe sowie mögliche Folgen einer Abweichung zu den Empfehlungen herausgearbeitet. Weiteres Ziel ist die Untersuchung, welchen Einfluss spezielle Kinderlebensmittel sowie deren Marketingmaßnahmen auf das Esskonsumverhalten der Kinder haben und welche Folgen im Hinblick auf ernährungsbedingte Erkrankungen hieraus resultieren.

In Kapitel 2 werden zunächst die Grundlagen vermittelt. Es beginnt mit einer Eingrenzung der betrachteten Personengruppen und Erläuterung der für den Vergleich verwendeten Datengrundlagen. Für die Darstellung der aktuellen Ernährungssituation werden in Kapitel 3 die Ergebnisse des EsKiMo-Moduls aus der KiGGS-Studie herangezogen und mit den D-A-CH-Referenzwerten verglichen. Der Fokus liegt auf der Analyse der kritischen Nährstoffe und möglichen Folgen bei Abweichungen zu den Referenzwerten. Auf weitere Studien kann auf Grund des begrenzten Umfangs dieser Arbeit nicht eingegangen werden. Kapitel 4 befasst sich mit dem Einfluss von Kinderlebensmitteln und deren Marketingmaßnahmen auf das Esskonsumverhalten der Kinder. In Kapitel 5 werden die Ergebnisse der Analysen aus den Kapiteln 3 und 4 bewertet und ein Ausblick gegeben.

2 Grundlagen für die Analyse der Ernährungssituation von Schulkindern in Deutschland

2.1 Die Referenzwerte für die Nährstoffzufuhr

Die Deutsche Gesellschaft für Ernährung e.V. (DGE) erarbeitet, veröffentlicht und aktualisiert gemeinsam mit den entsprechenden Fachgesellschaften Österreichs (A) und der Schweiz (CH) die D-A-CH-Referenzwerte für die Nährstoff- und Energiezufuhr. Abhängig vom Forschungsstand und der Datenlage werden Schätzwerte, Richtwerte oder die empfohlene Zufuhr für Energie, Makronährstoffe, Vitamine, Mineralstoffe, Ballaststoffe und Wasser ausgesprochen. (Vgl. DGE (2019)[1], Einführung, S. 1-4)

2.2 Das EsKiMo-Modul als Teil der KiGGS-Studie

Das EsKiMo-Modul (,Ernährungs-Studie als KiGGS-Modul') ist eines von 5 Ergänzungsmodulen[2] der zentralen KiGGS-Studie (,Studie zur Gesundheit von Kindern und Jugendlichen in Deutschland') und wurde erstmals im Jahr 2006 mit 2.506 Teilnehmern im Alter von 6-17 Jahren zusammen vom Robert Koch-Institut und der Universität Paderborn durchgeführt. Es handelt sich um eine Langzeitstudie, die durch Interviews und Ernährungsprotokolle Daten zur Ernährungssituation von Kindern und Jugendlichen in Deutschland erhebt. Das EsKiMo-Modul wurde von 2015-2017 im Rahmen der KiGGS-Welle 2 zum 2. Mal durchgeführt. (Vgl. Mensink et al. 2007a, S. 902; RKI o.J.). Detaillierte Ergebnisse hierzu liegen noch nicht vor, so dass die Daten aus dem Forschungsbericht zum EsKiMo-Modul I für den Vergleich mit den D-A-CH Referenzwerten verwendet werden.

2.3 Eingrenzung Schulkinder

Im Rahmen dieser Arbeit werden Schulkinder als männliche und weibliche Personen im Alter von 7 bis 17 Jahren definiert, die in Deutschland leben. Die Alterseingrenzungen und -bereiche der D-A-CH-Referenzwerte weichen von denen des EsKiMo-Moduls ab (vgl. DGE (2019), Tab. und Verzeichnisse, Tab. II-III; Mensink et al. (2007b), S. 91f., S. 95f.). Zur Auswertung wurden 2 Altersgruppen (AGs) gebildet, die in AG1 die Kinder und in AG2 die Jugendlichen wie folgt zusammenfassen:

	Alter
AG 1 = Kinder	7-12 Jahre
AG 2 = Jugendliche	13-17 Jahre

Tabelle 1: Übersicht der Altersgruppen

---

[1] Aus Gründen der Übersichtlichkeit werden alle 3 Fachgesellschaften in dieser Arbeit und in den Quellenangaben unter der Abkürzung DGE subsummiert.
[2] Überblick über die einzelnen Module: https://www.kiggs-studie.de/modulstudien.html.

3 Vergleich der aktuellen Ernährungssituation von Schulkindern mit den D-A-CH-Referenzwerten

Zur Darstellung der aktuellen Ernährungssituation der Schulkinder werden die Daten des EsKiMo-Moduls mit den aktuell gültigen D-A-CH-Referenzwerten (2019) verglichen und etwaige Abweichungen bewertet. Der Vergleich erfolgt nach den in Kapitel 2.2 dargestellten Altersgruppen. Es werden jeweils die Mediane unter Bildung von Spannen verwendet, um die Daten übersichtlicher in den beiden Altersgruppen zusammenfassen zu können.

3.1 Energie

Die D-A-CH Referenzwerte werden detailliert für jede Altersgruppe unterteilt nach physischer Aktivität (Ruheenergieverbrauch, PAL 1,4-2,0[3]) ermittelt. Zudem werden festgelegte Referenzmaße für Körpergröße und Körpergewicht für die jeweilige Altersgruppe verwendet. (Vgl. DGE (2019), Energie, S. 7ff.) Im EsKiMo-Modul wird die tatsächliche Energiezufuhr ohne direkte Angabe eines Aktivitätslevels ermittelt, daher ist ein exakter Vergleich mit den Referenzwerten nicht möglich. Mensink et al. führen im Forschungsbericht allgemein aus, dass die Energieaufnahme der männlichen Jugendlichen leicht über den D-A-CH-Referenzwerten liegt, während die Referenzwerte bei den anderen Gruppen entweder leicht unterschritten oder erreicht werden. (Vgl. DGE 2019, Energie, S. 10; Mensink et al. 2007b, S. 38ff, S. 91 f., 95 f.) Auf Grund der Relevanz der Energieaufnahme für das Gewicht der Kinder wäre es wünschenswert, wenn Daten zum Aktivitätslevel der Kinder erhoben und in die Auswertung einfließen würden.

3.2 Makronährstoffe - Energieliefernde Nährstoffe

Bei den Makronährstoffen fällt in Tab. 3 die deutlich erhöhte Proteinzufuhr bei allen Teilnehmern auf. Männliche Jugendliche nehmen bis zu ca. 175% der Referenzwerte zu sich. (Vgl. DGE 2019, Protein und unentbehrliche Aminosäuren, S. 1; Mensink et al. 2007b, S. 38ff.). Wichtigste Proteinquellen sind lt. Forschungsbericht zum EsKiMo-Modul bei Kindern und weiblichen Jugendlichen Milchprodukte und nachfolgend Brot und Fleischprodukte. Männliche Jugendliche decken ihren Bedarf im Wesentlichen aus Fleisch und Fleischprodukten. (Vgl. Mensink et al. 2007b, S. 41). Auffällig ist, dass pflanzliche Proteine aus Hülsenfrüchten, Reis, Kartoffeln und Cerealien bei allen Teilnehmern nur eine untergeordnete Rolle spielen (vgl. ebd., S. 101).

Gem. Ausführungen zu den D-A-CH-Referenzwerten wird eine Aufnahme bis zur doppelten Höhe der Referenzwerte auch von der Europäischen Behörde für Lebensmittelsicherheit (EFSA) unkritisch gesehen (vgl. DGE 2019, Protein und unentbehrliche Aminosäuren, S. 7). Laut Biesalski et al.

---

[3] Der PAL (Physical Activity Level) drückt den Umstand aus, dass Menschen unterschiedlicher körperlicher Aktivität auch einen unterschiedlichen Energieumsatz haben. (Vgl. DGE 2019, Energie, S. 1, S.4)

kann eine hohe Proteinaufnahme jedoch gleichzeitig zu einer nachteiligen, zu hohen Aufnahme anderer Stoffe führen, wie z.B. Fett und Purinen. (Vgl. Biesalski et al. 2015, S. 142)

Tägliche Zufuhr		Mädchen		Jungen	
		D-A-CH	EsKiMo	D-A-CH	EsKiMo
Proteine (g)	AG 1	26-38	54-66	26-37	61-77
	AG 2	49-48	71-69	50-62	87-110
Kohlenhydrate (% Energie)	AG 1	>50	54-53	>50	53-52
	AG 2	komplex	52-54	komplex	51-50
Polysaccharide (g)	AG 1		104-129		113-145
	AG 2	bevorzugen	131	bevorzugen	162-180
Mono-/Disaccharide (g)	AG 1		111-124		120-151
	AG 2	meiden	153-166	meiden	179-209
Ballaststoffe[4]	AG 1		16-24g ges. ≙9-12g/1.000kcal		17-23 g ges. ≙9-10-9g/1.000 kcal
	AG 2	10g/1.000kcal	23-25g ges. ≙10-11g/1.000kcal	10g/1000kcal	27-29g ges. ≙10-9g/1.000 kcal
Fette (% Energie)	AG 1	30-35	31-33	30-35	33
	AG 2	30-35-30	33-31	30-35-30	34-33
Fettsäurezusammensetzung[5]	AG 1	Von 30% Fettanteil: SFA: 10% Energie MUFA: 10% Energie PUFA: 7% Energie	SFA: 14-15% MUFA: 11-12% PUFA: 4-5%	Von 30% Fettanteil: SFA: 10% Energie MUFA: 10% Energie PUFA: 7% Energie	SFA: 14% MUFA: 12-11% PUFA: 4-5%
	AG 2		SFA: 14-13% MUFA: 11% PUFA: 5%		SFA: 14-15% MUFA: 12% PUFA: 5%

Tabelle 2: Vergleich der Zufuhr von Makronährstoffen (vgl. DGE 2019, Protein und unentbehrliche Aminosäuren S. 1, Fett S. 1, Kohlenhydrate, Ballaststoffe S. 1f., ; Mensink et al. 2007b, S. 91f., S. 95f.)

Bei den Kohlenhydraten werden die D-A-CH-Referenzwerte von mindestens 50 Energieprozent in quantitativer nicht jedoch in qualitativer Hinsicht erreicht: Es sollen vorwiegend komplexe Kohlenhydrate aufgenommen werden, während Mono- und Disaccharide zu meiden sind. Gem. Tab. 2 nehmen insb. Jugendliche beider Geschlechter mehr Mono- und Disaccharide auf als Polysaccharide. Erstere werden Lebensmitteln meist isoliert zugesetzt, die in der Folge bei hoher Energiedichte eine sehr geringe Nährstoffdichte ausweisen. Zudem lassen sie den Blutzuckerspiegel schneller und stärker ansteigen als komplexe Kohlenhydrate-hierzu wird geforscht, welchen Einfluss dieser schnelle und starke Anstieg bezgl. des Risikos für Erkrankungen wie Adipositas, Diabetes mellitus Typ II, koronare Herzerkrankungen und div. Tumorerkrankungen hat. (Vgl. DGE 2019, Kohlenhydrate, Ballaststoffe, S. 1; Mensink et al. 2007b, S. 42)

Die empfohlene Mindest-Ballaststoffzufuhr von 10g/1.000 kcal Nahrungsenergie wird zwar im Median von allen Schulkindern nahezu aufgenommen; laut Forschungsbericht erreichen jedoch mehr als die Hälfte der Schuldkinder die empfohlene Zufuhr nicht. Hauptquelle für Ballaststoffe ist dabei im Wesentlichen Brot, gefolgt von Obst, Gemüse und Kartoffeln. (Vgl. DGE 2019, Kohlenhydrate,

---

[4] Angabe lt. EsKiMo Forschungsbericht in g (Mensink et al. 2007b, S. 91f., S. 95f.); Umrechnung in g/1.000kcal im Verhältnis zur Energieaufnahme in kcal lt. Forschungsbericht (im Median).
[5] Umrechnung der g-Werte der Fettsäuren in % der Gesamtenergie unter vereinfachender Prämisse: 1g Fett entspricht ca. 9 kcal– wissend, dass auch die Kettenlänge der Fettsäuren Einfluss auf ihren Energiegehalt hat (Elmadfa/Leitzmann 2019, S. 170). Dieser Wert wurde zu der Energieaufnahme in kcal lt. Forschungsbericht (Median) ins Verhältnis gesetzt.

Ballaststoffe (Nahrungsfasern), S. 1ff.; Mensink et al. 2007b., S. 42, S. 54) Ballaststoffreiche Lebensmittel verfügen neben unentbehrlichen Nährstoffen (Proteine, Fette, Vitamine, Mineralstoffe) ebenso über sekundäre Pflanzenstoffe. Ballaststoffe sind ernährungsphysiologisch von Vorteil, da sie den im Kolon ansässigen und erwünschten Mikroorganismen zur Fermentation zur Verfügung stehen. Zudem spielen sie eine Rolle bei der Prävention von Erkrankungsrisiken z.b. für Adipositas, Diabetes Typ mellitus Typ II, Hypertonie sowie koronare Herzerkrankungen (Vgl. DGE 2019, Kohlenhydrate, Ballaststoffe, S. 1ff.; Mensink et al. 2007b, S. 42)

Die Fettzufuhr liegt im Wesentlichen im Bereich der Referenzwerte – männliche Jugendliche hingegen haben eine zu hohe Fettzufuhr von bis zu 34 anstatt 30 Energieprozent. Die Qualität der Fette bzw. deren Verhältnis zueinander ist ungünstig. Der Anteil der gesättigten Fettsäuren (SFA=Saturated fatty acids) fällt zu hoch aus, während der Anteil der mehrfach gesättigten Fettsäuren (PUFA=Polyunsaturated fatty acids) zu gering ist. (Vgl. Mensink et al. 2007b, S. 41) Gesättigte Fettsäuren spielen u.a. eine direkte Rolle bei der Entstehung von Adipositas und Herz-/Kreislauferkrankungen (vgl. DGE 2019, Kohlenhydrate, Ballaststoffe, S. 1). Einfach ungesättigte Fettsäuren (MUFA=Monounsaturated fatty acids) werden im ausreichenden Maß aufgenommen (vgl. Mensink et al. 2007b, S. 41). Als Fettquellen werden bei Kindern tierische Produkte (Wurstwaren, Milchprodukte) und Süßwaren bevorzugt, während bei Jugendlichen die Fettzufuhr vorwiegend aus pflanzlichen und tierischen Fetten sowie Wurstwaren stammt (vgl. ebd., S. 100).

3.3 Vitamine

Bei den Vitaminen werden nur die extremen Abweichungen in Tab. 4 nach oben (übererfüllt=grau) und unten (untererfüllt=schwarz) ausgeführt, da die Referenzwerte im Wesentlichen erreicht bzw. nur leicht über- oder unterschritten werden. Ausnahmen sind Vitamin D und Folat bei allen Teilnehmern und Vitamin E bei Kindern. Bei der Vitamin D-Zufuhr ist anzumerken, dass die D-A-CH-Referenzwerte den kompletten Bedarf bei fehlender endogener Synthese darstellen, während im EsKiMo-Modul lediglich die Zufuhr aus Nahrungsmitteln dargestellt wird. (Vgl. Mensink et al. 2007b, S. 85; DGE 2019, Vitamin D (Calciferol), S. 1). Wichtig ist bei der Analyse der Vitamin D-Versorgung die Serum-Konzentration (25-Hydroxy-Vitamin D), die laut KiGGS-Dachstudie ebenfalls zu niedrig ist. Thierfelder et al. beschreiben hierzu, dass die Serumkonzentration mit zunehmendem Alter nachlässt, während Säuglinge und Kleinkinder -auf Grund hier häufiger Supplementeinnahme- noch gut versorgt sind. Als wichtigste Quelle für Vitamin D geben sowohl Thierfelder als auch Biesalski et al. die endogene Synthese an. (Vgl. Biesalski et al. 2017, S.158; Thierfelder 2007, S. 764) Wabitsch et al. geben konkreter an, dass bei ausreichender UVB-Exposition nur 10% des täglichen Vitamin D-Bedarfs über die Nahrung zu decken sind. (Vgl. Wabitsch et al. 2011, S. 1) Da auch die Serumkonzentration zu gering ist, kann vermutet werden, dass die Schulkinder sich zu wenig oder zu den falschen Zeiten im Freien aufhalten, um sich ausreichend durch endogene Synthese zu versorgen.

Tägliche Zufuhr		Mädchen			Jungen		
		D-A-CH	Δ	EsKiMo	D-A-CH	Δ	EsKiMo
Fettlösliche Vitamine							
Vitamin A (mg RÄ[6])	AG 1	0,8-0,9		1,1-2,0	0,8-0,9		1,9-2,2-1,0
	AG 2	1,0-0,9		2,1-2,0	1,1		1,2-2,2
Vitamin D (µg)	AG 1	20		1,2-1,8	20		1,3-1,9
	AG 2	20		1,6-1,7	20		2,0-2,5
Vitamin E (mg TÄ[7])	AG 1	9-11		9-13	10-13		9-14
	AG 2	12		14	13-15		15-17
Vitamin K (µg)	AG 1	30-40		172-285	30-40		184-285
	AG 2	50-60		304	50-70		316-374
Wasserlösliche Vitamine							
Thiamin (mg)	AG 1	0,8-0,9		1,1-1,5	0,9-1,0		1,3-1,7
	AG 2	1,0-1,1		1,4	1,2-1,4		1,9-2,2
Riboflavin (mg)	AG 1	0,9-1,0		1,3-1,8	1,0-1,1		1,5-1,9
	AG 2	1,1-1,2		1,8-1,7	1,4-1,6		2,2-2,4
Niacin (mg NÄ[8])	AG 1	10-11		19-27	11-13		23-30
	AG 2	13		27	15-17		36-44
Pyridoxin/Vit. B6 (mg)	AG 1	1,0-1,2		1,4-1,9	1,0-1,2		1,6-1,5-2,0
	AG 2	1,4		1,8-1,9	1,5-1,6		2,4-2,8
Folat (µg FÄ[9])	AG 1	180-240		188-284	180-240		204-275
	AG 2	300		285-287	300		301-344
Vitamin B12 (µg)	AG 1	2,5-3,5		3,3-4,1	2,5-3,5		3,8-4,7
	AG 2	4,0		4,4-4,2	4,0		5,9-7,2
Biotin (µg)	AG 1	15-30		36-51	15-30		38-56
	AG 2	25-60		49-52	25-60		64-67
Vitamin C (mg)	AG 1	45-65		93-163	45-65		97-141
	AG 2	85-90		174-179	85-105		163-177
Pantothensäure (mg)	AG 1	5		4,0	5		4,3
	AG 2	6		5,5	6		7,2

Tabelle 3: Vergleich der Zufuhr von Vitaminen (vgl. DGE/ÖGE/SGE (2019), Tabellen und Verzeichnisse, Tabelle II-III; Mensink et al. (2007b), S. 116f.)

Vitamin D ist u.a. wichtig für das Gleichgewicht des Calcium- und Phosphathaushalts im Körper und für die optimale Aufnahme von Calcium im Dünndarm – somit spielt Vitamin D eine wichtige Rolle beim Knochenaufbau und ist besonders relevant für Kinder und Jugendliche im Wachstum. Eine Mangelerscheinungskrankheit ist die Rachitis, bei der es zur Verformung von Knochen kommen kann. (Vgl. Biesalski et al. 2017, S. 160ff.) Aber auch verringerte Knochendichte im Jugendalter und eine Begrenzung der Zunahme der Knochenmasse werden beschrieben. (Vgl. Wabitsch et al. 2011, S. 2.) Kritisch ist ebenfalls die Folat-Versorgung bei Kindern und weiblichen Jugendlichen (Jungen hier nur im Alter von 12). Folate spielen eine wichtige Rolle im Homocysteinstoffwechsel sowie bei der DNA- und RNA-Synthese. (Vgl. DGE 2019, Folat, S. 3f.) Am Homocystein-Stoffwechsel sind weitere wasserlösliche Vitamine (B12, B6) beteiligt. Kommt es auch bei diesen Vitaminen zu einem

---

[6] RÄ=Retinol-Äquivalente. Die D-A-CH-Referenzwerte enthalten bereits alle Vitamin-A-Derivate. Im EsKiMo-Modul werden Vitamin A und β-Carotin separat aufgeführt und wurden gem. Umrechnungsfaktor der D-A-CH-Referenzwerte zusammengefasst (1mg RÄ=6mg β-Carotin). (Vgl. DGE 2019, Vitamin A (Retinol), S. 1; Mensink et al. (2007b), S. 116f.)
[7] TÄ=Tocopherol-Äquivalente (vgl. DGE 2019, Vitamin E (Tocopherole), S. 1).
[8] NÄ=Niacin-Äquivalente (vgl. DGE 2019, Niacin, S. 1).
[9] FÄ=Folatäquivalente (vgl. DGE 2019, Folat, S. 1).

Mangel, kann es zu erhöhten Homocystein-Blutspiegeln kommen, die im Zusammenhang mit der Entstehung von Arteriosklerose stehen. (Vgl. Biesalski et al. 2017, S. 208)

3.4 Mineralstoffe

Tägliche Zufuhr		Mädchen			Jungen		
		D-A-CH	Δ	EsKiMo	D-A-CH	Δ	EsKiMo
Natrium (g)	AG 1	0,75-1,1		1,9-2,6	0,75-1,1		2,2-3,0
	AG 2	1,4-1,5		2,7-2,6	1,4-1,5		3,3-4,1
Kalium (g)	AG 1	2,0-2,9		2,2-2,8	2,0-2,9		2,3-3,3
	AG 2	3,6-4,0		3,1-3,2	3,6-4,0		3,5-3,9
Calcium (mg)	AG 1	900-1.000		824-1.073	900-1.100		888-1.192
	AG 2	1.200		1.204-1.260	1.200		1.317-1.525
Magnesium (mg)	AG 1	170-250		266-392	170-230		289-423
	AG 2	310-350		423-437	310-400		460-567
Eisen (mg)	AG 1	10-15		10-14	12		11-14
	AG 2	15		14	12		17-19
Zink (mg)	AG 1	6-8		8-11	6-9		9-11
	AG 2	10-11		11	12-14		13-15
Jod (µg)	AG 1	140-180 WHO: 120		74-86	140-180 WHO: 120		80-96
	AG 2	200 WHO: 150		90-94	200 WHO: 150		101-122
Chlor(id) (mg)	AG 1	1.150-1.700		3.006,0	1.150-1.700		3.300
	AG 2	2.150-2.300		4.154,4	2.150-2.300		5.605
Mangan (mg)	AG 1	2,0-5,0		3,0	2,0-5,0		3,1
	AG 2	2,0-5,0		4,6	2,0-5,0		5,4
Phosphor (mg)	AG 1	800-1.250		1.001-1.228	800-1.250		1.053-1.351
	AG 2	1.250		1.244-1.270	1.250		1.568-1.758
Kupfer (mg)	AG 1	1,0-1,5		1,5	1,0-1,5		1,6
	AG 2	1,0-1,5		2,0	1,0-1,5		2,5
Fluor (mg)	AG 1	1,1-2,0		0,5	1,1-2,0		0,6
	AG 2	2,9		0,8	0,8		1,0

Tabelle 4: Vergleich der Zufuhr von Mineralstoffen (vgl. DGE (2019), Tabellen und Verzeichnisse, Tabelle II-III; Fluorid, S. 1; Mensink et al. (2007b), S. 116f.)

Beim Vergleich der Mineralstoffe in Tab. 4 ist auffällig, dass die meisten Referenzwerte entweder deutlich über- (grau) oder deutlich unterschritten (schwarz) werden. So werden Natrium, Magnesium und Chlorid in zu hohen Dosen zugeführt, während Kalium, Jod und Mangan jeweils in allen Altersgruppen in zu geringen Mengen zugeführt werden. Insbesondere die hohe Natrium- und Chloridzufuhr ist kritisch zu sehen. (Vgl. Mensink et al. 2007b, S.45) Eine erhöhte Zufuhr beider Ionen beeinflusst den osmotischen Druck außerhalb der Zellen und kann so zusammen mit einer genetischen Veranlagung ursächlich für Bluthochdruck (Hypertonie) sein (vgl. Biesalski et al. 2017, S. 232).

Kritisch ist ebenfalls die unzureichende Calciumzufuhr. Die D-A-CH-Referenzwerte werden bei Jungen und Mädchen erst ab einem Alter von 13 Jahren erreicht (vgl. Mensink et al. 2007b, S. 95f.). Calcium ist im Zusammenspiel mit Vitamin D insbesondere im Wachstum wichtig für den Knochenaufbau (sh. a. Kapitel 3.3 zu Vitamin D), aber auch für die Muskelfunktion (vgl. Mensink et al. 2007b,

S. 46). Insbesondere die ersten 35 Lebensjahre sind nach Biesalski et al. nach derzeitigem Stand für die Prävention der Osteoporose im Alter entscheidend (vgl. Biesalski et al. 2017, S. 224). Aufgenommen wird es von allen Schulkindern im Wesentlichen über Milch- und Käseprodukte und Wasser (vgl. Mensink et al. 2007b, 46). Bei Mädchen beider AGs ist die Eisenversorgung unzureichend. Eisen spielt u.a. eine wichtige Rolle als Zentralatom von Hämoglobin und Myoglobin sowie für die körperliche und geistige Entwicklung der Kinder. (Vgl. ebd., S. 59f.)

Bezgl. der unzureichenden Jodzufuhr verweist der EsKiMo-Forschungsbericht auf das Jodmonitoring der KiGGS-Studie, bei dem sonografische Untersuchungen der Schilddrüsen sowie Urinuntersuchungen zur Bestimmung der Jodausscheidung erfolgten. Thamm et al. kommen in diesem Monitoring zu dem Schluss, dass die Jodversorgung sich z.b. durch Maßnahmen wie Jodierung von Speisesalz und Tierfutter verbessert hat und die ermittelten Werte mittlerweile im unteren Bereich der von der WHO[10] empfohlenen Zufuhr liegen. (Vgl. Thamm et al. 2007, S. 748f.) Da es in manchen Regionen dennoch zu Jodmangel kommt, gelten in Deutschland und Österreich noch die höheren empfohlenen Zufuhrmengen (vgl. DGE 2019, Jod, S. 1ff.).

3.5 Flüssigkeitsaufnahme

Bei der Flüssigkeitsaufnahme ist festzustellen, dass die D-A-CH-Referenzwerte im Median insgesamt erreicht werden. Eine wichtige Rolle spielt dabei das Trinkwasser im Kindesalter neben Säften und Milchprodukten. Jugendliche konsumieren vermehrt Limonade, insbesondere die männlichen Jugendlichen, wo der Anteil bis zu 25% der Getränkemenge einnimmt. (Vgl. Mensink et al. 2007b, S. 42, S. 81 u. S. 104) Außerhalb der medianen Betrachtung stellen Mensink et al. fest, dass ein Großteil der Kinder die empfohlene Flüssigkeitszufuhr nicht erreicht (vgl. ebd., S. 53).

Tägliche Zufuhr		Mädchen			Jungen		
		D-A-CH	Δ	EsKiMo	D-A-CH	Δ	EsKiMo
Wasser (ml)	AG 1	970-1.170		1.500-2.200	970-1.170		1.600-2.400
	AG 2	1.330-1.530		2.400-2.800	1.330-1.530		2.600-3.400

Tabelle 5: Vergleich der Flüssigkeitsaufnahme (vgl. DGE 2019, Wasser, S. 3; Mensink et al. 2007b, S. 91f. u. S. 95f.)

---

[10] In der Schweiz gelten abweichend von Deutschland und Österreich die WHO-Werte als empfohlene Zufuhr auf Grund der besseren Versorgungslage (vgl. DGE 2019, Jod, S. 1ff.). Diese wurden informatorisch in Tab. 5 aufgenommen.

3.6 Lebensmittelauswahl

Bei der Auswertung der Lebensmittelauswahl beziehen sich Mensink et al. auf die Empfehlungen zur Optimierten Mischkost („optimiX') des Forschungsinstituts für Kinderernährung (FKE)[11] (vgl. Mensink et al. 2007b, S. 81). Es wird festgestellt, dass alle Teilnehmer zu viele tierische und fettreiche Lebensmittel aufnehmen, während pflanzliche Lebensmittel wie Obst, Gemüse, Kartoffeln, Brot etc. zu wenig konsumiert werden. Der Fleischkonsum ist bei vielen Teilnehmern beider Altersgruppen deutlich erhöht bis zur doppelten Menge der Empfehlungen, während der Fischkonsum als deutlich zu niedrig bewertet wird. Letzterer sollte im Hinblick auf die Zufuhr von Omega 3-Fettsäuren erhöht werden. (Vgl. Mensink et al. 2007b, S. 57, S. 59ff., S. 69 und S. 81) Folglich ist das Verhältnis gesättigter zu ungesättigter Fettsäuren ungünstig sowie die Aufnahme komplexer Kohlenhydrate und Ballaststoffe zu gering (vgl. ebd., S. 82ff.). Die Versorgung mit Milchprodukten als Quelle für Calcium, Vitamine und Proteine wird von Mensink et al. als zu gering beurteilt, was sich in der unzureichenden Calciumzufuhr ausdrückt. (Vgl. ebd., S. 58 u. S. 83)

Kritisch zu sehen ist der überhöhte Konsum an Süßwaren, Limonaden, Säften, Knabberartikeln und Frühstücksprodukten (Cerealien), deren hohe Energiedichte einen nicht unerheblichen Anteil an der Energieversorgung von bis zu 20% hat (vgl. Mensink et al. 2007b, S. 41, S. 63 und S. 82). Vollkornprodukte werden weniger, stattdessen mehr Lebensmittel mit isolierten Zuckern und Weißmehl konsumiert (vgl. ebd., S. 84).

3.7 Gesundheitliche Folgen

Die Ergebnisse aus der KiGGS-Welle 2 (2014-2017) zeigen, dass statistisch 15,4% der in Deutschland lebenden Kinder zwischen 3 und 17 Jahren von Übergewicht und Adipositas betroffen sind - davon 5,9% von Adipositas. Übergewicht und Adipositas im Kindesalter erhöhen das Risiko, im Laufe des Lebens oder bereits im Kindesalter u.a. den folgenden physischen, aber auch psychischen Erkrankungen bzw. Einschränkungen ausgesetzt zu sein:

- Fettstoffwechselstörungen,
- Störungen des Glukose-Stoffwechsels bis zum Typ-II-Diabetes,
- Hypertonie,
- Herz- Kreislauf-Erkrankungen,
- Mobbing und verminderte Lebensqualität (vgl. Schienkiewitz et al. 2018, S. 16ff.).

---

[11] Seit 2017: Forschungsdepartement Kinderernährung (FKE) der Universitätskinderklinik Bochum (vgl. https://www.klinikum-bochum.de/fachbereiche/kinder-und-jugendmedizin/forschungsdepartment-kinderernaehrung.html).

Auffällig ist eine deutliche Zunahme der Übergewichtsproblematik im Übergang zum Jugendalter. Nachdem die Zahlen übergewichtiger Kinder und Jugendlicher seit 1970 sehr stark gestiegen sind, zeigt sich seit dem Jahrtausendwechsel ein Stagnieren des Anstiegs auf diesem hohen Niveau. So waren 15% der Kinder im Alter von 3-17 Jahren gem. KiGGS-Basiserhebung (2003-2006) übergewichtig oder adipös-davon 6,3% adipös. (Vgl. Schienkiewitz et al. 2018, S. 18) Die Stagnation der Zunahme ist positiv zu sehen, dennoch ist der Anteil übergewichtiger Kinder in Deutschland insgesamt zu hoch.

4 Kinderlebensmittel und der Einfluss von Marketingmaßnahmen

Im Folgenden sollen der Einfluss von Kinderlebensmitteln sowie deren Marketingmaßnahmen untersucht werden. Hierzu werden Kinderlebensmittel zunächst definiert.

4.1 Definition der Kinderlebensmittel

Da es weder eine allgemeingültige Definition noch einen gesetzlichen Rahmen für (den Begriff) Kinderlebensmittel gibt, hat das FKE Kinderlebensmittel anhand der folgenden Kriterien definiert:

- Produktbeschriftung enthält die Wörter bzw. Wortteile ‚Kinder', ‚Kids' o.ä.
- Spezielle Formgebung (z.B. Käse in Tierform)
- Nutzung von Charakteren, Comicfiguren etc. als Maskottchen und Werbeträger
- zielgerichtete Bewerbung der Produkte an Kinder z.B. in TV und Internet
- Verpackungsgestaltung, die Kinderinteresse weckt
- Geschenke zum Sammeln: Figuren, Aufkleber etc. (vgl. Düren/Kersting 2003, S. 16).

Die Kinderlebensmittel finden sich in folgenden Produktgruppen:

- Süßwaren und Gebäck (z.B. Eis, Schokolade, Chips, Backwaren, Nuss-Nugat-Creme)
- Convenience-Produkte (z.B. Fischstäbchen, Chicken Nuggets, Pausensnack)
- Getreideprodukte (z.B. Frühstücksflocken)
- Milchprodukte (z.B. Fruchtjoghurt, Milchdesserts)
- Getränke (z.B. Fruchtsäfte, Milchmischgetränke). (Vgl. Düren/Kersting 2003, S. 16f.)

Das FKE hat unter Federführung der Wissenschaftlerinnen Kersting und Düren im Jahr 2001 eine Marktanalyse zum Angebot an Kinderlebensmitteln im Raum Dortmund durchgeführt. Es wurden in Lebensmittelgeschäften insgesamt 244 Kinderlebensmittel von 45 Herstellern gefunden. (Vgl. Düren/Kersting 2003, S. 16). Der gemeinnützige Verein Foodwatch e.V. hat im Jahr 2012 eine eigene Erhebung im Berliner Raum durchgeführt und 1.514 Kinderlebensmittel gefunden, die der Definition des FKE entsprechen (vgl. Foodwatch 2012a, S. 46). Dieser Anstieg innerhalb von 11 Jahren zeigt deutlich die Marktrelevanz dieser Produkte.

4.2 Bewertung von Kinderlebensmitteln

Düren und Kersting untersuchten die verschiedenen Kinderlebensmittel aus ihrer Marktanalyse auf deren Inhaltsstoffe (vgl. Düren/Kersting 2003, S.18f.). Sie stellten fest, dass die Produkte ein hohes Maß an folgenden Zusatzstoffen enthalten:

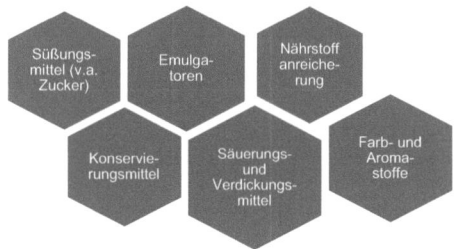

Abbildung 1: Zusatzstoffe in Kinderlebensmitteln (vgl. Düren/Kersting 2003, S.18f.)

Die Produkte haben außerdem hohe Zucker- und Fettgehalte und tragen somit einen großen Teil zur täglichen Energieaufnahme bei geringer Nährstoffdichte und somit zur Entwicklung von Übergewicht bei. Düren und Kersting stellen fest, dass die Zufuhr der Zuckerhöchstgrenze (gem. OptimiX) mit den am Markt erhältlichen Kinderzerealien und einem Kakaogetränk zum Frühstück bereits fast erreicht wird. (Vgl. Düren/Kersting 2003, S. 20) Um der Nährstoffarmut entgegen zu wirken, werden die Produkte von den Herstellern mit Vitaminen und Mineralstoffen angereichert - teilweise auf eine vielfache Menge der empfohlenen Tageszufuhr. (Vgl. ebd., S. 19). Zudem sind die Produkte stark verarbeitet und aromatisiert, so dass sich der Geschmackssinn der Kinder an solche Produkte anpasst (vgl. ebd., S. 20).

4.3 Einfluss von Marketingmaßnahmen für Kinderlebensmittel

Marketingmaßnahmen für Kinderlebensmittel gibt es u.a. in den folgenden Medien und Bereichen:

- TV-Werbung: Eingängige Slogans (z.B. in der Werbepause von Kindersendungen)
- Printmedien: Werbung in Kinder- und Elternzeitschriften
- Internet: prägnante Slogans und Werbeträger, Geschichten oder Lerninhalte
- Produktbeigaben: Figuren, Comics, App-Code, Sticker
- Marketing am Verkaufsort: auffällige Aufsteller
- Produktdesign und Verpackungsgestaltung: z.B. Wurst in Bärchen-Form (vgl. Düren/Kersting 2003, S.16, S. 19; Foodwatch 2015)

Die Marketingmaßnahmen zielen darauf ab, Kinder schon früh an die Produkte und Geschmäcker zu binden, um sie langfristig als Kunden zu gewinnen. Produkte und Werbung werden so gestaltet, dass sie Kinder ansprechen und die Kinder sich mit der Marke identifizieren. Der Einfluss der Le-bensmittelindustrie reicht bis zu Eltern, Bildungseinrichtungen, Sportvereinen sowie Politik, so dass gesetzliche Rahmenbedingungen und die Vermittlung gesunder Ernährung erschwert werden. (Vgl. Foodwatch 2012c) Kinder sind frühestens ab einem Alter von 10 Jahren in der Lage, Werbung kri-tisch zu hinterfragen. Jüngeren Kindern fällt es hingegen schwer, zwischen Werbung und Fernseh-programm bzw. Wirklichkeit zu unterscheiden (vgl. Düren/Kersting 2003, S. 21).

5   Fazit und Ausblick

Durch den Vergleich der aktuellen Ernährungssituation mit den D-A-CH-Referenzwerten in Kapitel 3 konnte gezeigt werden, dass die Ernährungsweise von Schulkindern in Deutschland sie nicht gut vor ernährungsbedingten Erkrankungen schützt. Die Schulkinder nehmen zu wenig pflanzliche Le-bensmittel und Fisch zu sich, während der Konsum von Fleisch und Wurst überhöht ist. Dies führt insbesondere im Jugendalter zu einer zu hohen Protein- und Fettzufuhr und einem ungünstigen Fettsäureverhältnis. Zudem werden zu viele energiedichte Lebensmittel verzehrt wie Süßigkeiten, Limonaden und gesüßte Cerealien. Süßigkeiten sind eine wesentliche Energiequelle bei den Kin-dern und Jugendlichen und führen neben einer erhöhten Energiezufuhr zu einer hohen Aufnahme von Mono- und Disacchariden zu Lasten der in den pflanzlichen Lebensmitteln vorkommenden und vorteilhaften Polysaccharide und Ballaststoffe. Dies wird noch verstärkt, da Weißmehlprodukte ggü. Vollkornprodukten bevorzugt werden. Im Jugendalter tragen zudem Limonadengetränke insb. bei den Jungen nochmal einen deutlichen Beitrag zur Energieaufnahme bei. Bei der Vitamin- und Mi-neralstoffversorgung konnte festgestellt werden, dass alle Schulkinder zu wenig Vitamin D, Folat und Calcium aufnehmen.

In Kapitel 4 konnte gezeigt werden, dass umfangreiche Marketingmaßnahmen für Kinderlebensmit-tel dazu führen, dass Kinder diese oftmals unausgewogenen Lebensmittel und Getränke vermehrt zu sich nehmen. Die Folgen sind Übergewicht bis zur Adipositas. Die Ernährungsgewohnheiten ver-schlechtern sich dabei mit zunehmendem Alter. Die Zahl der übergewichtigen Kinder in Deutschland stagniert auf einem hohen Niveau. Hier bedarf es grundlegender Maßnahmen, um Kinder vor den Folgen einer ungünstigen Ernährungsweise zu schützen.

Düren und Kersting sehen ein generelles Verbot der Kinderlebensmittel als kontraproduktiv an, da es die Attraktivität solcher Produkte für die Kinder erhöhen würde. Sie setzen früher an und fordern, die Eltern zu informieren und Kinder besser vor dem Werbeeinfluss zu schützen. Außerdem sollte unabhängige Ernährungsbildung in der Schule stattfinden, um Kindern gesunde ausgewogene Er-nährung beizubringen und in die Lage zu versetzen, gesunde von ungesunden Lebensmitteln un-terscheiden zu können. Dabei sollte den Kindern ein vernünftiger Umgang mit dem Thema Marke-ting vermittelt werden. (Vgl. Düren/Kersting 2003, S. 21)

Mit politischen Maßnahmen hat Großbritannien gute Erfolge mit der Besteuerung von Limonaden erzielt: Dort hat z.B. das Erfrischungsgetränk Fanta seit der Einführung der Steuer nur die Hälfte des Zuckergehaltes des deutschen Pendants (4,6 statt 9,1 g/100ml) und Konsum und Absatz sind deutlich zurückgegangen (vgl. Bandy et al. 2020, S. 1; Foodwatch 2020). Auch die WHO hat die Besteuerung von gesüßten Getränken 2017 untersucht und kommt zu dem Schluss, dass eine Besteuerung, die die Preise um 20% erhöht, die Nachfrage um 20% senken kann und so sehr effektiv in der Vorbeugung von Fettleibigkeit und Diabetes sein kann (vgl. WHO 2017, S. 3).

Zahlreiche Organisationen und Initiativen wie WHO, DANK („Deutsche Allianz Nichtübertragbare Krankheiten") und Foodwatch setzen sich für gesetzliche Regelungen zur Bekämpfung von ernährungsbedingten Erkrankungen ein. Sie fordern u.a. ein umfängliches Werbeverbot an Kinder und werbefreie Schulen, Kindergärten und Sportvereine. Die Hersteller unausgewogener Lebensmittel sollen nicht in die politische Entscheidungsfindung involviert werden. (Vgl. DANK, Foodwatch 2012c) Das Werbeverbot solle bis zu einem Alter von 16 Jahren gelten (vgl. Foodwatch 2012b, S. 11). Die Ergebnisse aus Kapitel 3 dieser Arbeit zeigen insbesondere bei den Jugendlichen einen deutlichen Trend zu schlechteren Ernährungsgewohnheiten, so dass dieser Kritikpunkt bestätigt werden kann. Sie fordern auch die verbindliche Einführung einer Nährwertkennzeichnung, die Verbrauchern eine einfache und schnelle Einschätzung über den Nährwert von Lebensmitteln ermöglicht (vgl. Foodwatch 2018; WHO 2015). Ein solches Vehikel ist der Nutri-Score, der dem Verbraucher auf einer fünfstufigen Skala von A (gesundes Lebensmittel) bis E (ungesundes Lebensmittel) eine einfache und schnelle Einschätzung über den Nährwert ermöglicht. (Vgl. Foodwatch 2019)

Literaturverzeichnis

Bandy, L. K./Scarborough, P./Harrington, R. A./Rayner, M./Jebb, S. A. (2020): *Reductions in sugar sales from soft drinks in the UK from 2015 to 2018.* In: BMC Medicine, Jg. 18, Heft 1, S. 1-10. DOI: https://doi.org/10.1186/s12916-019-1477-4

Biesalski, H. K./Grimm, P./Nowitzki-Grimm, S. (2017): *Taschenatlas Ernährung.* 7. Auflage, Georg Thieme Verlag, Stuttgart.

Branca, F./Nikogosian, H./Lobstein, T. (2007): *Die Herausforderung Adipositas und Strategien zu ihrer Bekämpfung in der Europäischen Region der WHO. Zusammenfassung.* WHO Regionalbüro für Europa, Kopenhagen.

Deutsche Allianz Nichtübertragbare Erkrankungen (DANK) (o.J.): *Über uns.* (URL: https://www.dank-allianz.de/ueber-uns.html [letzter Zugriff: 24.07.2020])

Deutsche Gesellschaft für Ernährung, Österreichische Gesellschaft für Ernährung, Schweizerische Gesellschaft für Ernährung (DGE) (2019) (Hrsg.): *Referenzwerte für die Nährstoffzufuhr.* 2. Auflage, 5. aktualisierte Ausgabe, Neuer Umschau Buchverlag, Bonn.

Düren, M./Kersting, M. (2003): *Das Angebot an Kinderlebensmitteln in Deutschland. Produktübersicht und ernährungsphysiologische Wertung.* In: Ernährungsumschau. Jg. 50, Heft 1, S. 16-21.

Elmadfa, I./Leitzmann, C. (2019): *Ernährung des Menschen.* 6. Auflage, Eugen Ulmer KG, Stuttgart.

Foodwatch e.V. (2012a): *Marktcheck Kinderlebensmittel. Wie die Lebensmittelindustrie die Ernährung unserer Kinder auf den Kopf stellt.* (URL: file:///C:/Users/Thorsten/Desktop/2012-07-06_foodwatchMarktcheckKinderlebensmittel_ger_01.pdf [letzter Zugriff: 17.07.2020])

Foodwatch e.V. (2012b): *Foodwatch-Studie Kindermarketing für Lebensmittel. Freiwillige Selbstverpflichtung der Lebensmittelwirtschaft („EU-Pledge") auf dem Prüfstand.* (URL: https://www.foodwatch.org/fileadmin/Themen/Kinderlebensmittel/Dokumente/2015-08-24_foodwatch-Studie_Kindermarketing_EU_Pledge_auf_dem_Pruefstand_final_WEB.pdf [letzter Zugriff: 23.07.2020])

Foodwatch e.V. (2012c): *foodwatch-Report: Kinder kaufen.* (URL: https://www.foodwatch.org/de/informieren/kinderernaehrung/report-kinder-kaufen/ [letzter Zugriff: 23.07.2020])

Foodwatch e.V. (2015): *Marketing- und Lobbystrategien für Kinderprodukte.* (URL: https://www.foodwatch.org/de/informieren/kinderernaehrung/marketing-strategien/ [letzter Zugriff: 23.07.2020])

Foodwatch e.V. (2018): *Fettleibigkeit, Diabetes, Zahnkrankheiten: Mehr als 2.000 Ärztinnen und Ärzte fordern Maßnahmen gegen Fehlernährung – auch Krankenkassen und Fachgesellschaften unterstützen offenen Brief an Bundesregierung*. (URL: https://www.foodwatch.org/de/pressemitteilungen/2018/fettleibigkeit-diabetes-zahnkrankheiten-mehr-als-2000-aerztinnen-und-aerzte-fordern-massnahmen-gegen-fehlernaehrung-auch-krankenkassen-und-fachgesellschaften-unterstuetzen-offenen-brief-an-bundesregierung/ [letzter Zugriff: 30.07.2020])

Foodwatch e.V. (2019): *Aldi führt Nutri-Score-Ampel ein*. (URL: https://www.foodwatch.org/de/aktuelle-nachrichten/2019/aldi-fuehrt-nutri-score-ampel-ein/ [letzter Zugriff 22.07.2020])

Foodwatch e.V. (2020): *Die Märchen der Zuckerlobby*. (URL: https://www.foodwatch.org/de/aktuelle-nachrichten/2020/die-maerchen-der-zuckerlobby/ [letzter Zugriff: 17.07.2020])

Mensink, G.B.M. et al. (2007a): *EsKiMo - Das Ernährungsmodul im Kinder- und Jugendgesundheitssurvey (KiGGS)*. In: Bundesgesundheitsblatt-Gesundheitsforschung-Gesundheitsschutz, Jg. 50, Heft 5/6, S. 902-908. DOI 10.1007/s00103-007-0254-2

Mensink, G.B.M. et al. (2007b): *Forschungsbericht. Ernährungsstudie als KiGGS-Modul (EsKiMo)*. Berlin, Paderborn. (URL: http://www.kinderumweltgesundheit.de/index2/pdf/gbe/6271_1.pdf [letzter Zugriff: 31.05.2020]).

Robert Koch-Institut (RKI) (o.J.): *KiGGS im Überblick*. (URL: https://www.kiggs-studie.de/deutsch/studie/kiggs-im-ueberblick.html [letzter Zugriff: 31.05.2020]).

Schienkiewitz, A. /Damerow, S./Schaffrath Rosario, A. (2018): *Prävalenz von Untergewicht, Übergewicht und Adipositas bei Kindern und Jugendlichen in Deutschland – Einordnung der Ergebnisse aus KiGGS Welle 2 nach internationalen Referenzsystemen*. In: Journal of Health Monitoring des Robert-Koch-Instituts, Berlin, Jg. 3, Heft 3, S. 60-74. DOI 10.17886/RKI-GBE-2018-080

Thamm, M./Ellert, U./Thierfelder, W./Liesenkötter, K.-P./Völzke, H. (2007): *Jodversorgung in Deutschland. Ergebnisse des Jodmonitorings im Kinder- und Gesundheitssurvey (KiGGS)*. In: Bundesgesundheitsblatt-Gesundheitsforschung-Gesundheitsschutz, Jg. 50, Heft 5/6, S. 744-749. DOI 10.1007/s00103-007-0236-4

Thierfelder, W./Dortschy, R./Hintzpeter, R./Kahl, H./Scheidt-Nave, C. (2007): *Biochemische Messparameter im Kinder- und Jugendgesundheitssurvey (KiGGS)*. In: Bundesgesundheitsblatt-Gesundheitsforschung-Gesundheitsschutz, Jg. 50, Heft 5/6, S. 757-770. DOI 10.1007/s00103-007-0238-2

Wabitsch, M./Koletzko, B./Moß, A. (2011): *Vitamin-D-Versorgung im Säuglings-, Kindes- und Jugendalter. Kurzfassung der Stellungnahme der Ernährungskommission der Deutschen Gesellschaft für Kinder- und Jugendmedizin (DGKJ) in Zusammenarbeit mit der Arbeitsgemeinschaft Pädiatrische Endokrinologie (APE).* In: Monatsschrift Kinderheilkunde, Jg. 159, Ausgabe 8, S. 766-774 bzw. 1-7. DOI 10.1007/s00112-011-2407-5

World Health Organization (WHO) (2017): *Taxes on sugary drinks: Why do it?* (URL: https://apps.who.int/iris/bitstream/handle/10665/260253/WHO-NMH-PND-16.5Rev.1-eng.pdf?sequence=1 [letzter Zugriff: 22.07.2020])

World Health Organization (WHO) (2015): *WHO Regional Office for Europe nutrient profile model.* (URL: https://www.euro.who.int/en/health-topics/disease-prevention/nutrition/publications/2015/who-regional-office-for-europe-nutrient-profile-model-2015 [letzter Zugriff: 30.07.2020])